Younes Chad

La distraction alvéolaire pré-implantaire:moyens et perspectives

Younes Chad

La distraction alvéolaire pré-implantaire:moyens et perspectives

Éditions universitaires européennes

Impressum / Mentions légales
Bibliografische Information der Deutschen Nationalbibliothek: Die Deutsche Nationalbibliothek verzeichnet diese Publikation in der Deutschen Nationalbibliografie; detaillierte bibliografische Daten sind im Internet über http://dnb.d-nb.de abrufbar.

Information bibliographique publiée par la Deutsche Nationalbibliothek: La Deutsche Nationalbibliothek inscrit cette publication à la Deutsche Nationalbibliografie; des données bibliographiques détaillées sont disponibles sur internet à l'adresse http://dnb.d-nb.de.

Coverbild / Photo de couverture: www.ingimage.com

Verlag / Editeur:
Éditions universitaires européennes
ist ein Imprint der / est une marque déposée de
OmniScriptum GmbH & Co. KG
Heinrich-Böcking-Str. 6-8, 66121 Saarbrücken, Deutschland / Allemagne
Email: info@editions-ue.com

Herstellung: siehe letzte Seite /
Impression: voir la dernière page
ISBN: 978-3-8417-9986-9

La Distraction alvéolaire pré-implantaire:
Moyens et perspectives d'avenir.

Par **CHAD Younes.**

Table des matières

Introduction :

L'implantologie, on le sait, représente une discipline d'avenir en odontologie. Son apport dans les plans de traitement de prothèse, de parodontologie ou encore d'orthopédie dentofaciale est devenu essentiel.
La mise en place d'implants impose cependant certains critères cliniques et notamment une situation anatomique osseuse favorable. Une crête alvéolaire présentant des dimensions verticales ou transversales insuffisantes doit être régénérée préalablement à la phase de chirurgie implantaire.
Cela était possible jusqu'à présent grâce aux techniques de greffe osseuse autogène ou de régénération osseuse guidée.

L'avènement de la distraction ostéogénique en chirurgie buccale constitue un élément supplémentaire dans notre arsenal thérapeutique ; cette technique, mise au point initialement par des chirurgiens orthopédistes, donne lieu depuis dix ans à un nombre croissant de publications dans notre discipline.
L'objectif de ce travail sera de décrire les principes biologiques sous lesquels la distraction alvéolaire est régie, quelles peuvent être ses indications précises en aménagement pré-implantaire des crêtes osseuses et quels sont les moyens techniques mis à la disposition des praticiens.

1- Définition :

La distraction ostéogénique est une opération chirurgicale applicable à de nombreuses parties du squelette. La technique peut se définir comme la séparation graduelle et contrôlée d'une fracture chirurgicale, par l'application de forces mécaniques externes. L'espace créé au cours de ce déplacement, ou processus de transfert, cicatrise en se comblant d'os nouvellement formé par néo-ostéogenèse, à l'origine d'une augmentation du capital osseux. L'étirement progressif sous tension, encore appelé effet de stress en tension, engendre non seulement la régénération osseuse mais également celle des tissus mous comprenant les muscles, les vaisseaux sanguins, la peau, le tissu nerveux, c'est-à-dire l'ensemble de la matrice fonctionnelle concernée à condition de respecter des seuils de fréquence et d'intensité pour les forces appliquées.

La distraction alvéolaire quant à elle s'applique exclusivement aux procès osseux alvéolaires. L'os alvéolaire est un élément constitutif du parodonte, sa nature histologique varie sensiblement de celle de l'os basal. Cette technique permet d'augmenter progressivement la hauteur d'os alvéolaire des crêtes édentées et la mise en place d'implants dans des bonnes conditions, sachant que les patients ont une exigence esthétique sans cesse plus importante.

On notera qu'elle obéit aux mêmes principes biologiques et mécaniques que la distraction osseuse basale.

Trois grandes lignes définissent les dispositifs permettant la distraction alvéolaire ; il s'agit :

- d'un matériel intra-oral.
- De nature enfouie.
- D'action monodirectionnelle.

2-Historique :

2-1-Naissance de la distraction osseuse en chirurgie orthopédique :

La distraction osseuse est apparue dans la discipline des orthopédistes. Ses premières descriptions remontent au début du siècle dernier.

C'est Alessandro Codovila qui, en 1905, fut le premier à publier une méthode pour « accomplir l'élongation de membres inferieurs anormalement courts dans les suites d'une lésion, d'un traumatisme , d'une maladie ou d'une malformation. Sa technique comportait une ostéotomie oblique d'un fémur anormalement court suivie d'une traction intense et brutale appliquée le long d'une tige ou d'un clou en acier infra-médullaire **[17].**

L'élongation obtenue était maintenue à l'aide d'un plâtre. Néanmoins l'utilisation d'une force excessive était à l'origine de crises d'épilepsie dans les 2 ou 3 jours qui suivaient l'élongation.

En 1913, MAGNUSSON a simplifié la technique d'allongement et minimisé les risques d'une telle opération. Il appliqua une technique d'allongement en Z du tibia et les deux éléments étaient séparés par traction et contre traction. Quand la quantité d'allongement souhaitée est obtenue, les fragments osseux étaient fixés à l'aide de vis en ivoire**. [1,7]**

JONES et LOVETT, en 1920 **[38],** reprennent l'ostéotomie en forme de z en assurant la fixation des fragments en post-distractionnel par des tendons de kangourou ; les taux de complications sont très élevés.

C'est Gavril Abramovitch ILIZAROV **[Fig.1]** qui jeta en 1952 les véritables bases de l'ostéogenèse par distraction osseuse progressive moderne. **[34,35]**

En observant la radiographie d'un de ces patients qui , par accident, avait inversé la tige de compression de son fixateur externe, et qui avait donc

involontairement distracté sa fracture , l'auteur met en évidence une néoformation osseuse dans la zone fracturaire .
Cette constatation amène une procédure permettant, après corticotomie sous périostée et par l'intermédiaire d'un fixateur multi plans circulaire **[Fig.2]**, la correction de malformations osseuses multidirectionnelles.

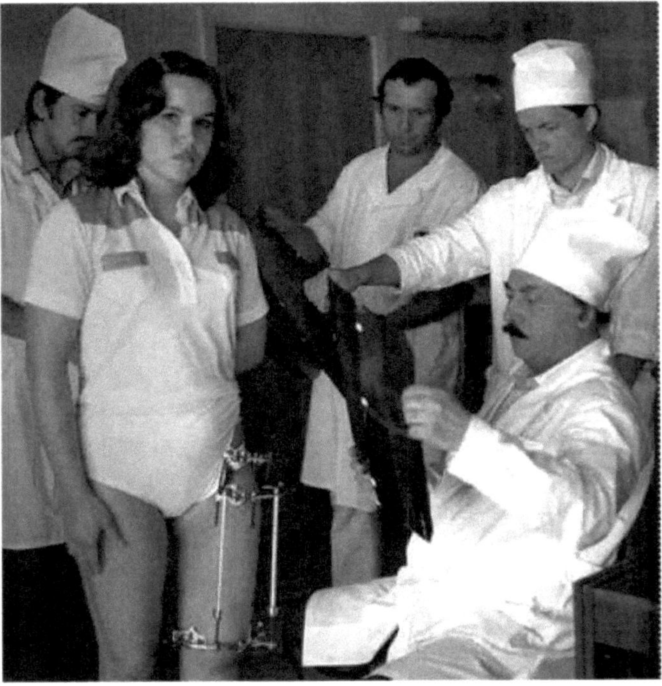

Figure 1 : Gavril Abramovitch ILIZAROV avec une de ses patientes.

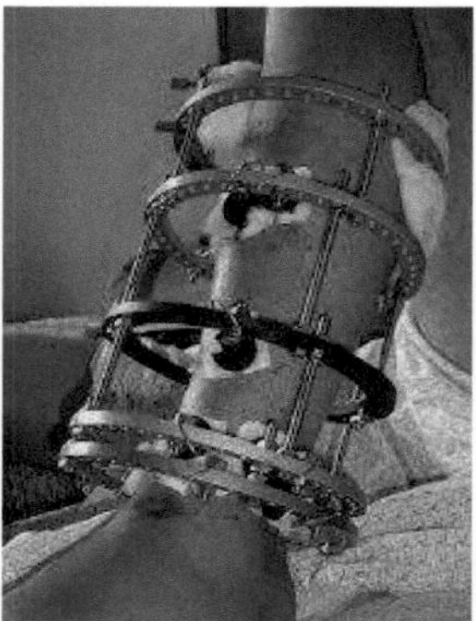

Figure 2 : Le fixateur multi plans circulaire d'ILIZAROV.

Les principes biologiques de l'ostéogénèse après distraction [**53**] sont connus depuis le jour où ILIZAROV a dégagé six postulats au décours de son expérimentation [**34,35**]:

- la stabilité maximale du foyer de distraction.
- la conservation de la vascularisation intra-médullaire et périostée.
- le respect d'une période de latence de 5 à 7 jours.
- la distraction graduelle d'un millimètre par jour répartie en 4 étapes.
- le respect d'une période de stabilisation post-distractionnelle.
- La conservation d'une fonction physiologique du membre.

2-2-Applications en chirurgie maxillo-faciale :

La première véritable distraction mandibulaire obtenue avec succès chez l'homme est réalisée en 1922 par MAC CARTHY et coll. **[47]** Elle se fait à l'aide d'un dispositif extra-oral **[Fig.3]** dans le cadre du traitement de patients présentant des malformations faciales. Le gain osseux varie entre 18 et 24 mm, avec une période de stabilisation allant de 8 à 10 semaines.

Ses travaux sont suivis en 1993 de ceux de MOLINA et ORTIZ MONASTERIO **[49]** qui présentent leur expérience de 64 cas de distractions réalisés chez des enfants principalement âgés de 4 à 6 ans, au congrès de l'association française des chirurgiens maxillo-faciaux.

Par la suite, de nombreuses études cliniques sont publiées ; elles tendent à varier les dispositifs et les cibles de distraction. On retiendra les travaux d'ANNINO (reconstruction d'un défect osseux symphysaire par distraction trifocale) et de GUERRERO (expansion de région symphysaire). **[2]**
De ces résultats sur le complexe maxillo-facial découle naturellement la distraction alvéolaire, à visée orthodontique ou pré-implantaire.

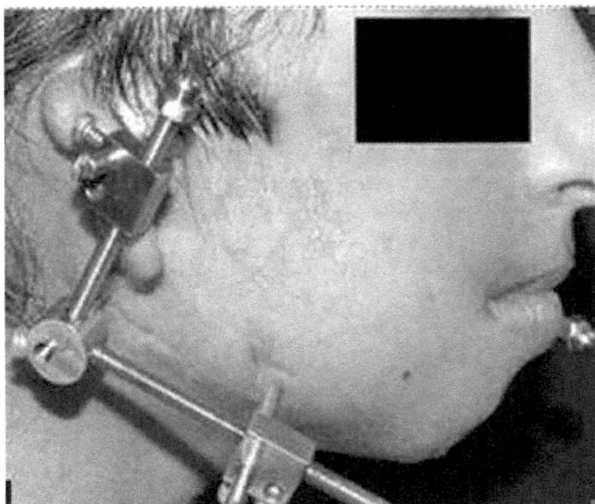

Figure 3 : Technique de MCCARTHY.

3-Principes biologiques :

3-1-Stabilité du cal de distraction :

Une fixation externe stable du cal osseux permet d'éliminer les mouvements indésirables au niveau du site de fracture .selon ILIZAROV **[34,35]**, le type d'ossification de l'os néoformé n'est pas défini au départ mais dépend du degré de stabilité de l'appareil.

Il semblerait que dans des conditions optimales, cette ostéo-induction aboutisse directement à une ossification membraneuse sans formation cartilagineuse. **[47]**

Une instabilité importante de l'appareil entraine des micromouvements entre les fragments et est à l'origine d'une non-union fibreuse avec des foyers hémorragiques et la présence d'ilots cartilagineux.

Une instabilité réduite mais continue conduit à une ossification enchondrale avec coexistence de régions cartilagineuse et osseuses.**[42]**

3-2-Conservation d'une vascularisation osseuse :

Il est essentiel pour ILIZAROV de préserver une circulation intra-médullaire intacte pour initier la régénération osseuse .il préconise une corticotomie des ¾ à la place d'une ostéotomie, ce qui permet la préservation du périoste et des tissus mous intra-médullaires.

Ses théories sont cependant contestées par un grand nombre d'auteurs, parmi eux DE BASTIANI **[21]** et PALEY, selon eux, la suppléance sanguine endostée n'est pas indispensable à la réussite de l'intervention.**[41]**

3-3- Respect d'une phase de latence (de 5 à 7 jours) :

Il n'existe pas à ce jour de véritable consensus sur la durée optimale de la phase de latence. **[Fig.4a]**

Une période de 7 jours semble être une pratique courante pour un bon nombre d'investigateurs : RACHMEL et coll. En 1993, COHEN et coll. **[18]**

KENWRIGHT**[39]** recommande quant à lui une détermination non systématique mais plurifactorielle basée sur la qualité osseuse, le site type d'ostéotomie, l'état de la suppléance vasculaire, l'âge physiologique et chronologique du patient.

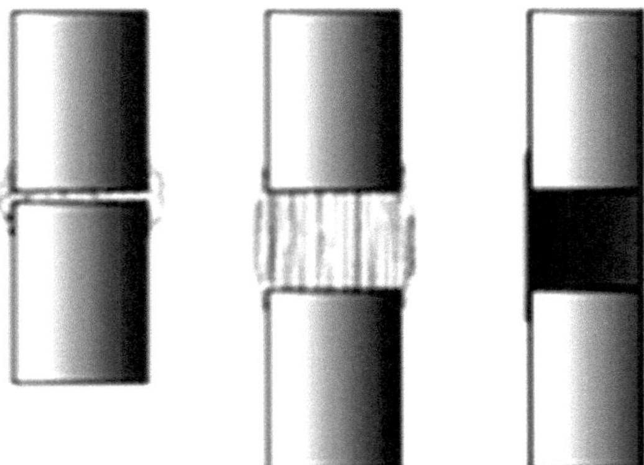

Figure 4 : **de gauche à droite a)** phase de latence de 7 jours **b)** phase de distraction à raison de 1mm par jour **c)** phase de stabilisation.

3-4-Evaluation de la fréquence et du taux de distraction :

ILIZAROV préconise un rythme de 1mm par jour divisé en 4 séances pour une régénération osseuse optimale. Si le taux de distraction est inferieur (de l'ordre de 0,5 mm par jour), on obtiendra une consolidation osseuse prématurée liée à une vitesse de régénération supérieure au rythme de distraction **[Fig.4b].**

3-5-Respect d'une phase de stabilisation :

Jusqu'à ce jour, les études cliniques ont donné des avis très variables. ILIZAROV préconise une période de stabilisation **[Fig.4c]** au moins aussi longue que celle de distraction, alors que HAVLICK **[31]** opte pour une phase de consolidation plus longue (au moins deux fois celle de distraction). L'étude menée par COPE et coll. **[19]** Plaide pour le respect d'une période de 8 semaines de consolidation. Quant à ARONSON **[3,4]**, il estime que l'appareil doit être déposé à partir du moment où le régénérat présente une radio-densité et une macrostructure similaires à celles de l'os adjacent.

3-6-Utilisation physiologique du segment distracté :

L'utilisation physiologique du segment allongé permet une ossification rapide du régénérat selon ILIZAROV, cette utilisation n'est possible qu'avec un dispositif stable permettant la fonction des articulations sus et sous-jacents. Par conséquent, en accord avec les travaux de HAVLICK **[31]**, le processus de distraction mandibulaire ne doit pas compromettre la fonction condylienne.

4-Indications de la distraction en implantologie:

La pose d'implants est parfois limitée par la présence d'obstacles anatomiques (le sinus maxillaire pour les dents du haut, le nerf alvéolaire inférieur pour les dents du bas). La présence de ces obstacles anatomiques est souvent liée à une insuffisance de hauteur osseuse. **[24]**

La distraction osseuse permet de contourner ces obstacles en redonnant une hauteur suffisante à l'os qui doit accueillir les implants.[**12,13,55**]

Cette technique est donc une alternative possible aux autres techniques de chirurgie pré-implantaire (comblements de sinus, greffes osseuses d'apposition). **[11, 12, 20,37,40]**

5-Contre-indications :

- Contre-indications générales pour une chirurgie.
- Lorsqu'il est impossible de placer le distracteur.

6-Protocole clinique :

6-1-Examen clinique :

6-1-1-Examen exobuccal :

L'examen exobuccal sera assez bref. Il s'attachera essentiellement à évaluer 3 éléments cliniques :

-l'harmonie des différents étages faciaux.

-la mesure de la dimension verticale et sa répercussion sur le soutien des tissus cutanés ;

- la situation de la ligne du sourire, dans le cas où une reconstruction osseuse antérieure est envisagée.

6-1-2-Examen endobuccal :

6-1-2-1-Bilan parodontal :

Ce bilan permettra d'évaluer la capacité du patient à maintenir une hygiène satisfaisante par rapport au protocole chirurgical et à la phase implantaire.

6-1-2-2-Examen occlusal :

Permet de diagnostiquer des parafonctions potentiellement préjudiciables à la pose d'implants et des dysharmonies dento- maxillaires.

6-1-2-3 -Examen prothétique :

Différents critères sont recensés :

- l'espace prothétique résiduel, mesuré dans le sens apico-coronaire, mésio-distal et vestibulo-lingual. Cet espace a pu rapidement être altéré dans le cas d'un édentement non compensé. **[Fig.5]**
- Une évaluation esthétique pour le secteur antérieur qui prend en compte la ligne du sourire et le soutien des lèvres.

6-2 -Examens complémentaires :

- bilan long cône
- orthopantomogramme.
- Dentascan. **[Fig.6]**
- examen tomodensitométrique .
- photographies .

6-3 -Etude pré-implantaire :

Par une programmation d'une simulation du résultat final, par des modèles d'études montés sur articulateur. A partir de là on réalise une cire ajoutée de diagnostic dont l'intérêt est de déterminer la position idéale des implants et la prévisualisation du résultat esthétique et fonctionnel final.

6-4 -Protocole chirurgical :

Le protocole sera décrit de façon plus détaillée dans la présentation des moyens techniques car l'acte chirurgical ainsi que les délais biologiques à respecter (phase de latence, d'activation et de stabilisation) varient assez fortement en fonction du matériel employé.

Le choix du matériel est dicté par plusieurs éléments :

- la hauteur osseuse à reconstruire.
- la longueur osseuse mésio-distale à reconstruire.
- La qualité du site osseux.
- la présence d'un manque osseux transversal ; cette éventualité peut conduire à effectuer une surcorrection en hauteur.

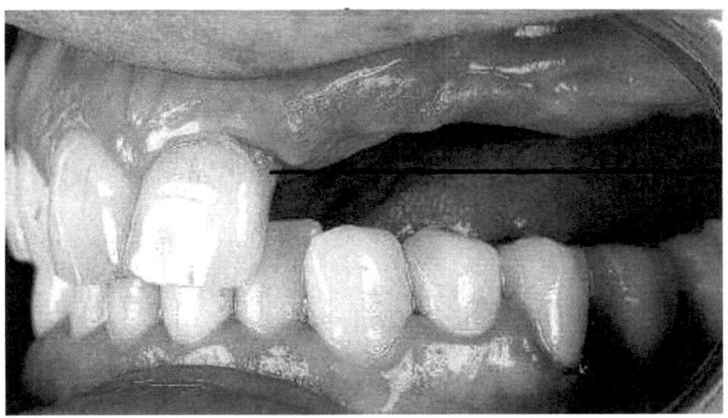

Figure 5 : évaluation du déficit alvéolaire et de l'espace prothétique.

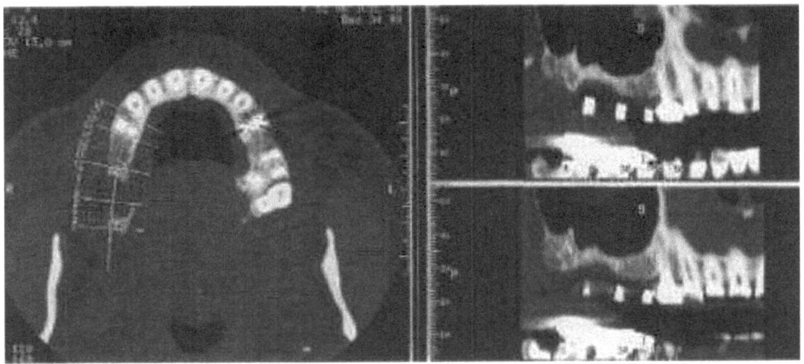

Figure 6 : *Reconstructions panoramiques par Dentascan (avec guide radiologique en place) où l'on peut objectiver la perte de hauteur osseuse verticale sous le secteur sinusien.*

La voie d'abord est endobuccale. Une incision de pleine épaisseur est réalisée **[Fig.7],** elle sera vestibulaire à 5 mm du sommet de la crête osseuse. Un lambeau mucopériosté en quartier d'orange met en évidence le versant vestibulaire de la crête osseuse. Le mécanisme est alors essayé (puis retiré provisoirement) permettant de marquer des repères d'ostéotomie. L'ostéotomie doit être bicorticale **[Fig.8]** libérant ainsi complètement les 2 segments osseux. La vascularisation du segment à déplacer sera préservée et assurée par la gencive crestale et linguale. Le distracteur est alors fixé par des vis d'ostéosynthèse **[Fig.9]**. Il sera activé pour vérifier la mobilité de notre segment osseux. Des sutures laisseront apparaître le fût d'activation.

6-5 -Phase de latence :

Elle correspond à la formation du cal primaire **[Fig.10]**. Durant cette phase, on réalise un contrôle radiographique postopératoire exhaustif : on aura recours à un cliché rétro alvéolaire, un orthopantomogramme ou une téléradiographie selon le site anatomique.

Le traitement médical initié à partir du temps chirurgical permettra de minimiser au maximum les suites opératoires :

- une antibiothérapie de couverture sur une période d'une semaine minimum.la molécule de choix demeure la pénicilline.
- une prescription d'antalgiques mineurs.

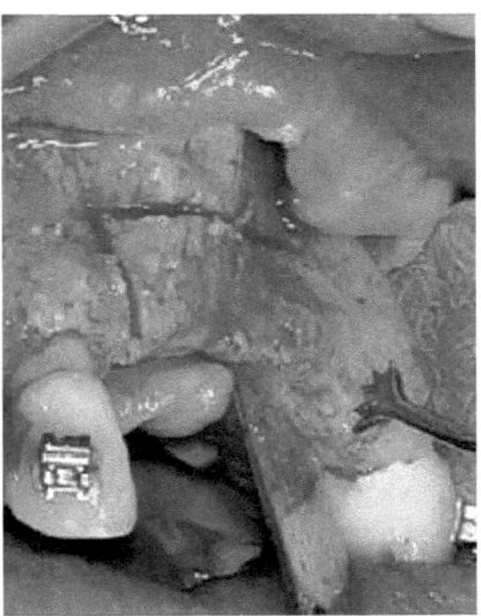

Figure 7 : Décollement de pleine épaisseur et ostéotomie bicorticale.

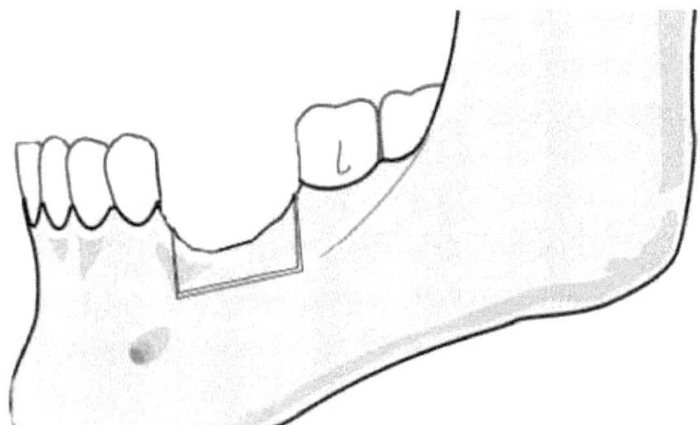

Figure 8 : tracé de l'ostéotomie bicorticale.

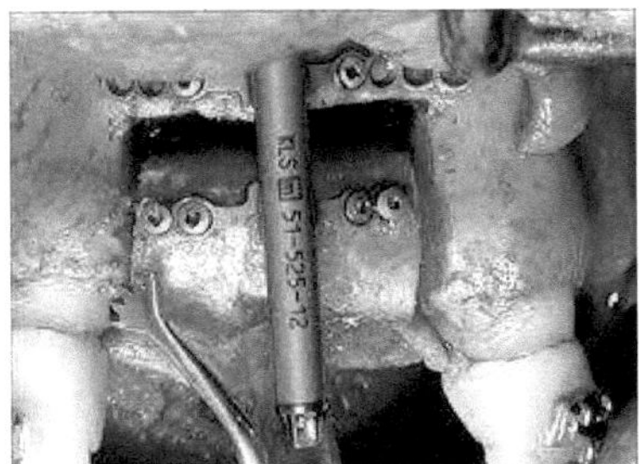

Figure 9 : fixation du distracteur, il sera activé pour vérifier la mobilité du segment osseux.

- une prescription d'anti-inflammatoires en prévention d'un œdème postopératoire.
- Des bains de bouche antiseptiques conjugués à un brossage.

6-6- Phase d'activation :

Elle correspond à l'effet de stress en tension obtenu par l'activation du distracteur **[Fig.11]**, ceci initiant l'ostéogénèse au sein du cal osseux. La durée de cette phase de distraction dépend à la fois du gain osseux envisagé :

- 0,5 mm par jour pour les implants auto-distractants. **[28, 30,44,45]**
- 0,8 à 1 mm par jour pour les autres dispositifs endo- ou extra-osseux.

6-7-Phase de stabilisation :

Elle correspond aux processus de remodelage et de minéralisation au sein du cal osseux **[Fig.12]**.

Durant cette période de 8 à 12 semaines l'appareil demeure en position neutre jusqu'à la consolidation suffisante du foyer de distraction. Cette phase s'achève Par la dépose du distracteur et la mise en place des implants. **[31]**

Pour le confort du patient, une prothèse transitoire amovible est réalisée si le site édenté a une incidence esthétique. Elle sera en revanche portée le moins possible, et de la placée en sous occlusion afin de ne pas fragiliser le processus de cicatrisation ou de créer une épine irritative.

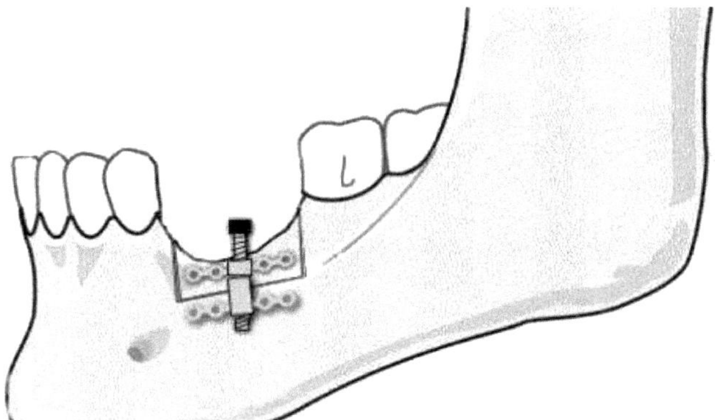

Figure 10 : phase de latence de 7 jours.

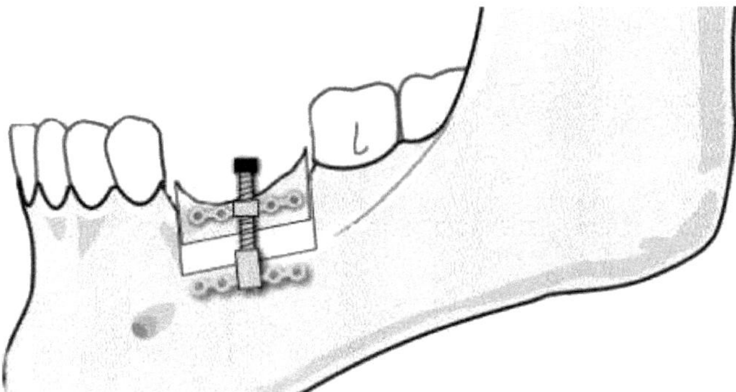

Figure 11 : phase de distraction (de 0.5mm à 1mm par jour).

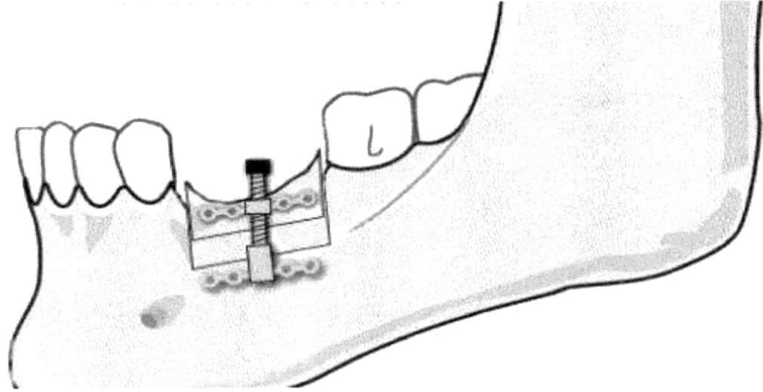

Figure 12 : phase de stabilisation ou de consolidation.

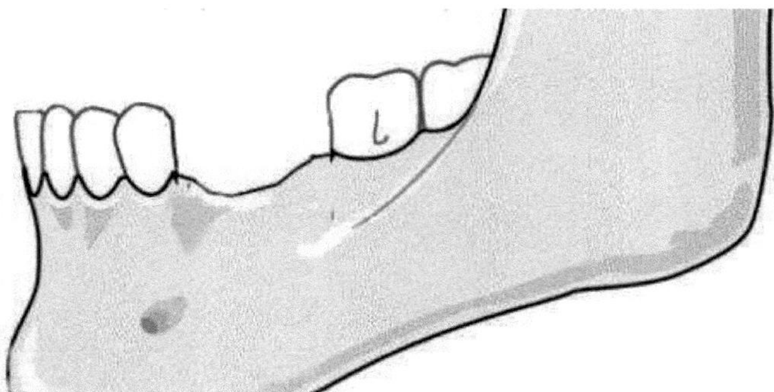

Figure 13 : fin de la distraction.

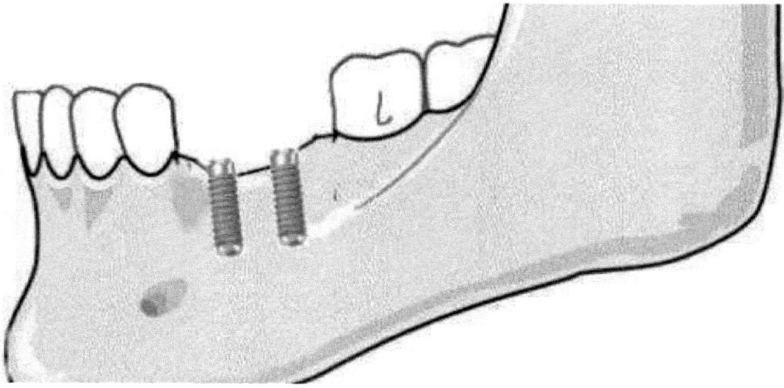

Figure14 : pose des implants.

6-8 -Dépose du distracteur et mise en place des implants :

Ce temps est dicté par l'évaluation de la cicatrisation osseuse au sein du cal de distraction ; cette évaluation est basée sur un suivi chronologique régulier à partir d'images radiologiques et échographiques. **[51] [Fig.13, 14]**.

7-Présentation des moyens techniques :

En dehors des dispositifs orthodontiques de traction qui prennent ancrage sur les dents adjacentes et qui ne sont donc indiqués que pour des édentements encastrés de petite dimension, les appareils de distraction peuvent être séparés en deux grandes familles :

-**les dispositifs extra-osseux** : ils restent intégralement à la surface osseuse.
-**les dispositifs endo-osseux** : une partie de la pièce est incluse dans le bloc osseux à distracter. Dans cette catégorie, on distinguera les dispositifs pouvant être utilisés ultérieurement comme piliers implantaires et ceux devant être déposés.

Ces appareils présentent chacun des caractéristiques différentes, notamment en termes de mise en œuvre clinique et de délais biologiques. Leur présentation à travers des études cliniques récentes permettra de cerner avec plus de précision leurs indications anatomiques ainsi que leurs capacités de régénération osseuse et leurs limites.

7-1- Dispositifs extra-osseux :

7-1-1-Le distracteur vertical unidirectionnel TRACK :

Ce dispositif existe en 3 modèles différents (1mm /1,5 mm/2,3 mm) selon l'anatomie et la taille du site, ainsi que la hauteur osseuse à régénérer, il est composé exclusivement de titane. [**19,16**]

Sa fixation est assurée par des vis monocorticales de 3,5 à 7 mm permettant une bonne stabilité du cal de régénération. Les micro-plateaux de séparation sont des plaques de 0,6 mm d'épaisseur permettant une rigidité satisfaisante ; elles sont façonnables pour une fixation adéquate aux segments ostéotomisés. Leur longueur maximale de 50 mm permet une distraction sur un déficit alvéolaire étendu. Un gain osseux vertical de 10 à 15 mm peut être obtenu en fonction du modèle utilisé. **[fig.15, 16,17]**
L'activation du distracteur se fait à l'aide d'un tournevis adapté (1 rotation en sens horaire correspond à 0,5 mm de distraction verticale).

L'ablation de l'appareil est aisée compte tenu de sa situation extra- osseuse.

7-1-2-Le système ROD-5 de oral osteodistraction, Buffalo Grove, USA.

Ce dispositif extra-osseux a une composante hybride car il présente à la fois un ancrage dentaire et osseux. [**fig.18**]
Il est composé à ses extrémités de deux attachements qui viennent se coller à la surface des dents et d'une tige horizontale servant de « poutre » à la phase de distraction et de consolidation. Cette tige possède des orifices dans lesquels vient s'engager le fil de distraction, qui sera tracté ensuite comme dans une poulie.

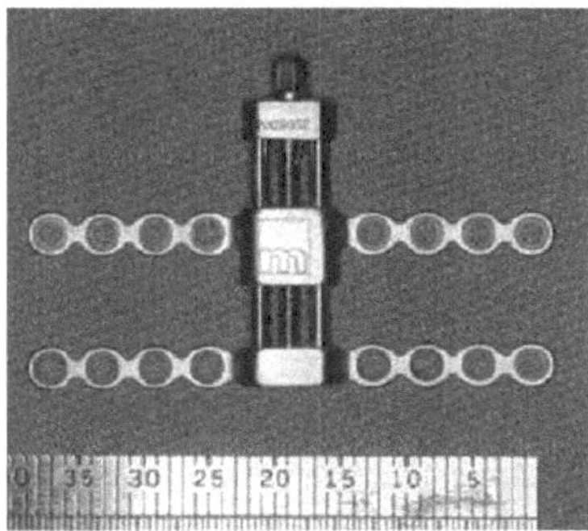

Figure 15 : TRACKS 1.5.

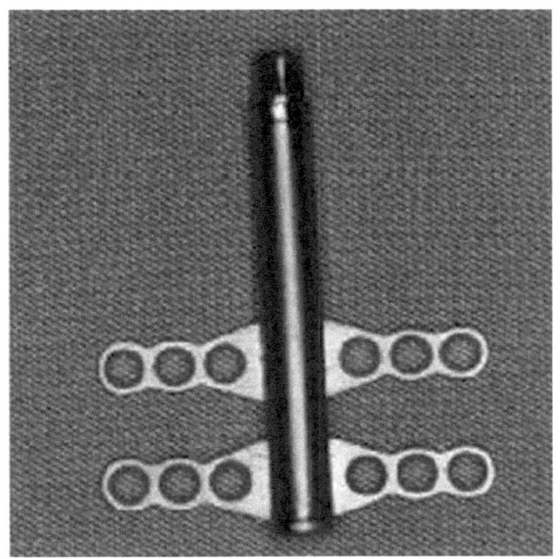

Figure 16 : TRACKS 1.0.

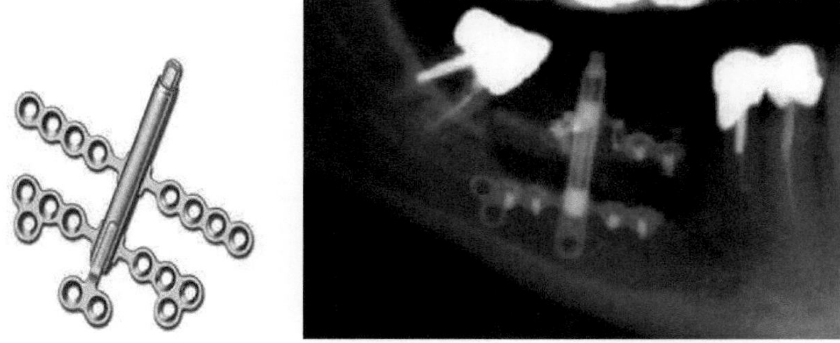

Figure 17 : a)TRACKS plus, b) radiographie du « TRAKS plus » en bouche.

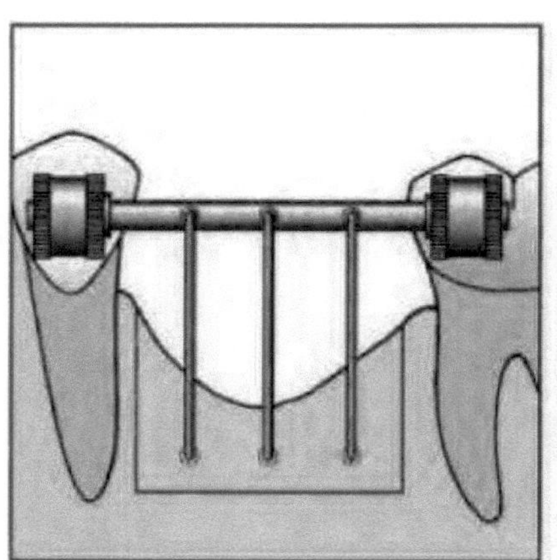

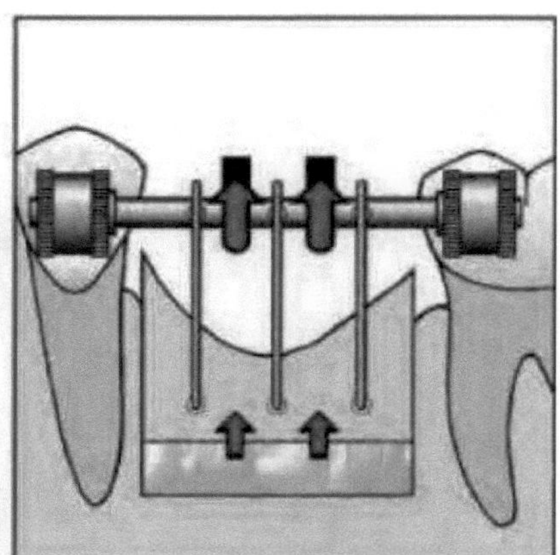

Figure 18 : le système ROD-5.

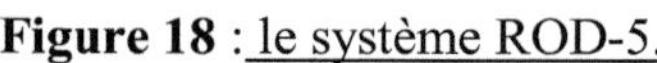

L'activation du système se fait au tournevis par des mouvements de rotation horaire.

La dépose du système est excessivement simple : il convient juste de sectionner le fil de distraction et de le tirer doucement de son support osseux et muqueux Grâce à sa petite taille, ce dispositif peut être employé dans des édentements encastrés de faible dimension, pour des pertes verticales moyennes.

7-2-Dispositifs endo-osseux :

7-2-1- Déposés avant implantation :

7-2-1-1-Le distracteur unidirectionnel LEAD :

Le distracteur LEAD est constitué de 3 pièces. Une tige centrale filetée est associée à deux mini-plaques vissées : un plateau fileté servant au déplacement osseux et un plateau de base non fileté prenant appui sur l'os basal. **[fig.19]**

La rotation de la tige filetée entraine la séparation des deux plateaux. Le plateau fileté en se déplaçant le long de la tige provoque un déplacement coronaire du segment osseux mobilisé ;**[32,18,30]**

L'activation est réalisée à l'aide d'une clé (1 rotation complète correspond à 0,4 mm de distraction).

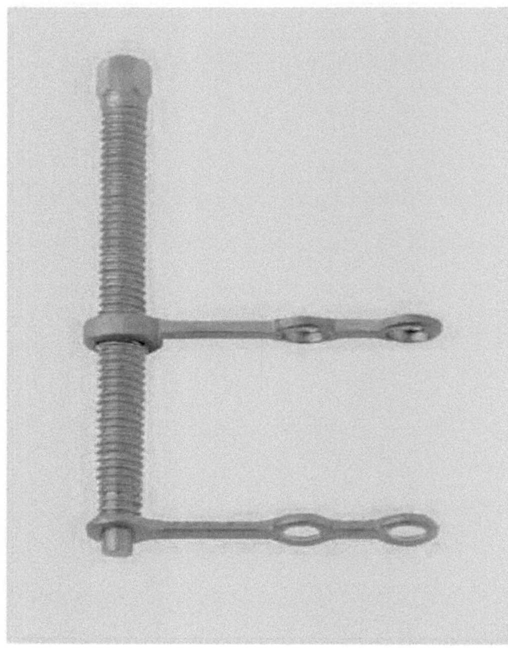

Figure 19a:dispositif LEAD.

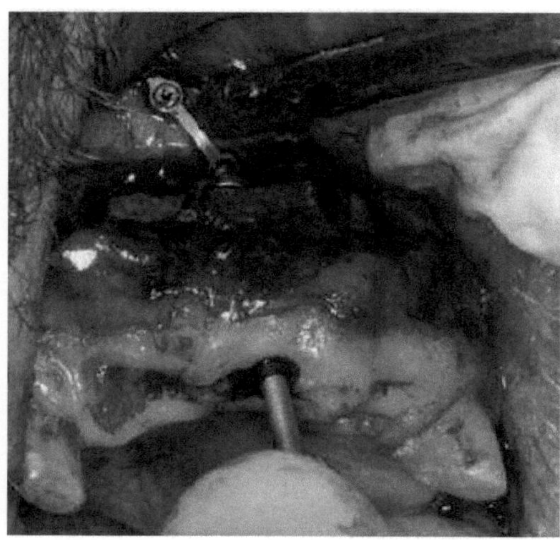

Figure 19b :le LEAD en bouche.

7-2-1-2-Le système « ACE osteogenic distractor » de « Ace surgical supply Co. », Brockton, états unis :

Le système ACE consiste en une fixture implantée dans le fragment osseux devant être séparé, une plaque qui repose sur l'os basal, et plusieurs vis de séparation axiale en longueurs différentes (10 à 24 mm). [**44,45,46**]

Les vis sont progressivement remplacées jusqu'à ce que l'augmentation de hauteur d'os alvéolaire soit obtenue. **[fig.20, 21]**
Ce dispositif existe en deux versions, selon la hauteur d'os disponible. Lorsqu'on dispose d'une hauteur de 7 à 10 mm, on utilisera le distracteur de 3, 75 mm de diamètre et de 3mm de filetage. Pour une hauteur supérieure à 10 mm, on emploiera le distracteur de 3,75 mm de diamètre et de 5 mm de filetage.

Le fabricant préconise une activation de 1mm par jour ; elle se fait à l'aide d'un tournevis (2,5 rotations en sens horaire pour 1mm de distraction) présenté.

La dépose du distracteur se déroule en deux temps.

7-2-1-3- Le système CAD ou compact Alveolar Distractor de plan Health Villanova, Italie :

Ce dispositif est constitué d'une seule pièce avec une vis interne il est posé comme un implant dans le fragment osseux à distracter. Une vis de couverture est placée à sa surface. Elle est retirée lors des phases d'activation du distracteur ; ces dernières sont réalisées à l'aide d'un tournevis en faisant une rotation horaire pour déposé le distracteur, il suffit de réduire sa hauteur. Pour cela, il convient de dévisser la vis interne (rotation antihoraire) jusqu'à la

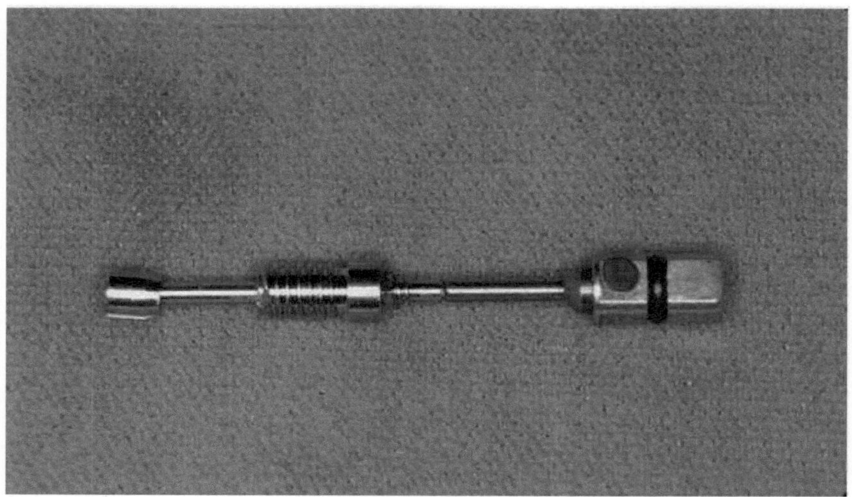

Figure 20 : dispositif ACE.

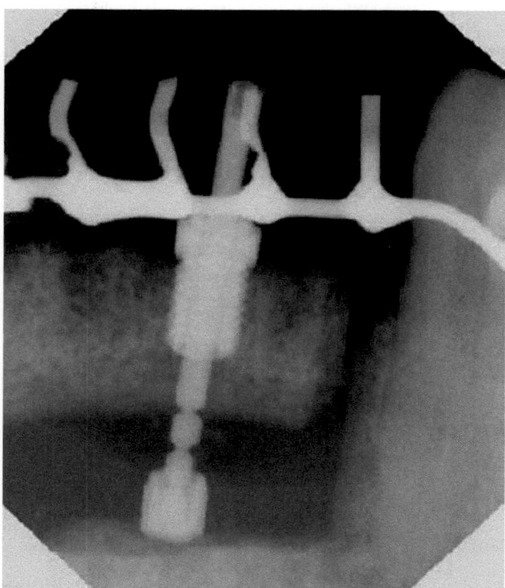

Figure 21 : radiographie de l'implant ACE activé en bouche.

Longueur initiale du dispositif, qui pourra ensuite être retiré en deux temps.

Ce système existe en deux versions selon la perte osseuse à combler ; un CAD court avec une séparation possible de 7,5 mm et un CAD long avec une séparation possible de 10mm ; **[54]**

7-2-2-Implants auto-distractants :

7-2-2-1- Le DISSIS ou SIS- Distraction implants de SIS Trade System, Autriche.

Cet implant auto-distractant a été élaboré en 1996 dans le département de chirurgie orale et maxillo- faciale de l'université de Graz, puis utilisé en clinique l'année suivante. **[fig.22 et 23]**

L'appareil est composé de titane de grade 4 avec amélioration des propriétés mécaniques et notamment une résistance importante à la corrosion. Il est de forme conique et existe en 4 longueurs différentes :7, 9,11,13 mm.**[25,26,27,28]**

La vis de distraction centrale d'une longueur de 6mm présente une tête amovible qui est changée en fin d'allongement par une vis de couverture durant la période de fixation, puis par la suprastructure implantaire au moment de la phase prothétique. .

7-2-2-2- Le 3I implant Distractor de 3I Implant Innovation, Palm Beach Gardens, USA.

Cet implant présente un diamètre de 3,5 mm et existe en deux longueurs différentes : 5 ou 7 mm. Les vis de distraction ont des longueurs allant de 10 à 22 mm ; elles traversent l'implant à sa partie apicale et prennent appui dans l'os basal. La dépose de l'implant est réalisée en le dévissant.

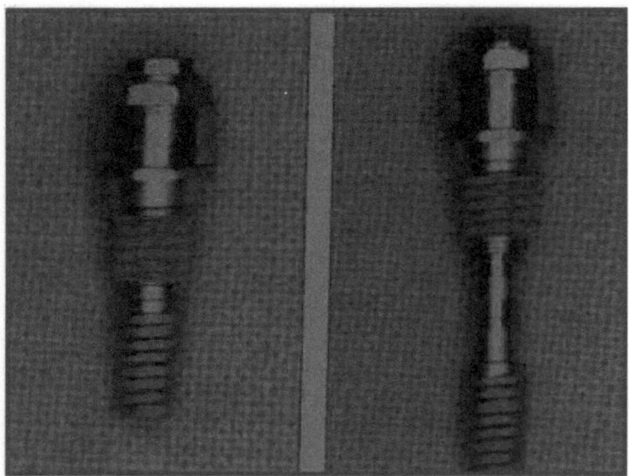

Figure 22 : implant auto-distractant DISSIS
(En position initiale et après distraction)

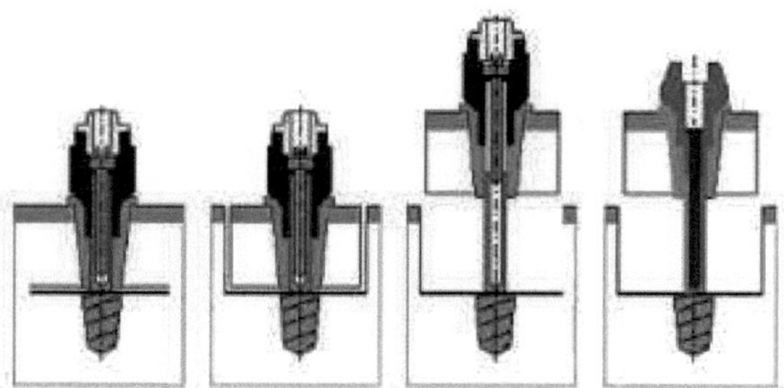

Figure23 : fixation et activation de l'implant DISSIS.

8-Avantages de la distraction :

La distraction osseuse permet de contourner la majorité des inconvénients et possibles complications liés aux greffes osseuses d'apposition (principale alternative à la distraction).

- il n'est pas nécessaire de prendre une greffe osseuse.
- il n'y a pas de problème de couverture de la greffe car les tissus mous (la gencive) sont étirés en même temps **[24,5]** alors qu'en cas de greffe osseuse, la quantité de la muqueuse qui couvrira la greffe osseuse est limitée. Ceci diminue d'autant le risque d'exposition, d'infection et de perte de la greffe par nécrose.
- il n'y a pas de problème de résorption osseuse inhérente à toute greffe.

9-Inconvénients :

Les inconvénients de la distraction osseuse sont:

- la présence en bouche du matériel de distraction pendant une période de 8 à 10 semaines,
- la nécessité d'une deuxième intervention pour dépose du matériel.
- Coût et disponibilité des distracteurs.**[5]**

10-Les complications de la distraction :

-les complications osseuses par excès ou défaut de cicatrisation.

Au niveau de la sphère maxillo-faciale, ce type de complication est rare étant donné l'origine embryologique différente de l'os par rapport aux os du reste du corps (os membraneux),**[19,24,29,36]**

- *des déviations anormales des segments osseux distracté.* La majorité de ce type de problème est inhérente à un défaut d'orientation et d'alignement du matériel de distraction.**[29]**
- *des complications liées à l'étirement excessif des tissus mous adjacents :* nerfs, muqueuses et muscles.**[33,6]**

- *des complications à type d'infection ou de débricolage du matériel.*

-fracture mandibulaire **[11].**

11- Perspectives d'avenir de la distraction :

Le protocole de distraction alvéolaire n'est pas une science exacte et laisse apparaître certaines limites quant à son champ d'action et la planification de ses séquences.

Les dispositifs de distraction ne sont utilisables que dans une seule dimension de l'espace .or les praticiens sont à la recherche d'une distraction multi dimension -nelle qui permettrait aussi bien de corriger la dérive palatine ou linguale du segment distracté (phénomène de « flottement de l'os ») que de placer en situation idéale une crête maxillaire étant centripète. Cela constitue un premier pole d'expérimentation.

Le deuxième motif d'insatisfaction des cliniciens provient de l'incertitude concernant le délai devant être accordé à la phase de consolidation du cal osseux. Dans le but d'alléger au maximum les séquences du traitement, les chercheurs tentent donc d'élaborer un protocole de surveillance du régénérat s'appuyant sur l'analyse ultrasonique, c'est-à-dire une méthode d'évaluation progressive des degrés de maturation et de minéralisation osseuse.

Les études cliniques présentées dans les publications montrent dans certains cas un manque de préparation des praticiens face à l'acte chirurgical, conduisant fréquemment à des complications importantes (fracture du dispositif, vecteur de distraction inadéquat). Les examens complémentaires conventionnels semblent être des éléments indispensables mais insuffisants par rapport à la prévisibilité de l'intervention. Des moyens modernes de conception assistée par ordinateur tels que la stéréolithographie représentent une voie d'avenir certaine.

Enfin, il est intéressant d'étudier le rôle et surtout le potentiel de la kinésithérapie dans la prise en charge pluridisciplinaire d'un cas de distraction alvéolaire, sa place se situant à la fois en amont et en aval de la phase chirurgicale.

11-1- Distraction multidimensionnelle :

Dans la distraction alvéolaire, le segment osseux a tendance à s'incliner en lingual [**52**], rendant difficile le contrôle rigide des segments. Une étude réalisée par (Tateyuki Iizuka, Wock Hallermann, Ichiro Seto, Wenko Smolka, Koord Smolka et Dieter D. Bosshardt en 2005 à Berne, suisse) a été d'évaluer l'efficacité d'un distracteur alvéolaire extra osseux bidirectionnel (Medartis V2- Alveolar distractor) **[fig.24 et 25]**. Nouvellement développé pour l'exploitation vectorielle avant et pendant l'opération. Sept patients avec un segment d'atrophie alvéolaire suivant une perte osseuse traumatique ont été traités en utilisant ce distracteur. Les patients ont été suivis cliniquement et radiographiquement. Avant l'opération le vecteur initial pour la distraction a été détermine´ en utilisant le CT en mesurant la coupe transversale de l'os. La morphologie de l'os alvéolaire était également analysée en relation avec la position planifiée de l'implant. En Postopératoire le taux d'ostéogénèse a été mesure´ avec des radiographies planes et le CT scan. Tous les cas avaient un déficit osseux dans la surface antérieure du rebord alvéolaire montrant une inclinaison typique du long axe de l'os. En utilisant le distracteur, la distraction verticale et le positionnement des segments avec une orientation vestibulaire a été rendu possible. Après une période de consolidation de douze semaines en moyenne, suffisamment de formation osseuse a été observée radiographiquement pour le placement des implants. L'analyse histologique et histomorphométrique d'une biopsie osseuse a montre´ un os très minéralisé (fraction de l'aire de 78%) avec une architecture complexe multidirectionnelle.

La réhabilitation buccale prothétique sur implant a été menée avec succès dans tous les cas. Toutes les complications observées dans cette étude ont éte´ en relation avec la déficience osseuse à la partie antérieure du procès alvéolaire. Si la technique peut être améliorée, ce type de distraction bidirectionnelle deviendra une méthode prometteuse de réparation osseuse alvéolaire.

Aussi l'objectif des travaux de WATZEK, ZECHNER et coll.**[56,57]** a été de mettre au point un dispositif de distraction tridimensionnelle pouvant être utilisé sur des crêtes osseuses vierges ou ayant été préalablement implantées.
On peut être en effet amené à corriger des implants en position prothétique défavorable, cette position étant due à :

- une anatomie osseuse défavorable, lorsque l'implantation est réalisée des années après la perte dentaire et donc une forte résorption alvéolaire.
- Une implantation prématurée chez des patients jeunes présentant des cas d'oligodontie ; la position de l'implant n'évolue pas malgré la croissance osseuse qui elle est inachevée.

Ces auteurs proposent donc un distracteur multidimensionnel dento-supporté qui est applicable aux conditions suivantes :

- son support dentaire impose une crête osseuse encastrée.
- cette crête doit comporter au moins un implant ostéointégré qui servira d'amarrage au distracteur.

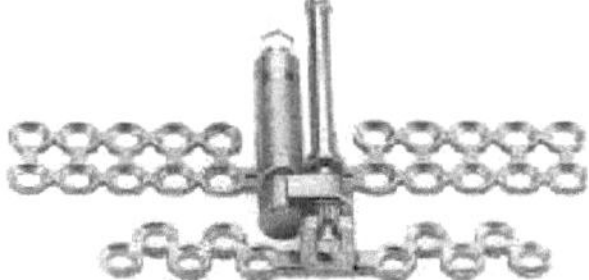

Figure 24 : système de distraction bidirectionnelle avec cylindre pour distraction Verticale, un cylindre d'inclinaison, et des plaques de fixation.

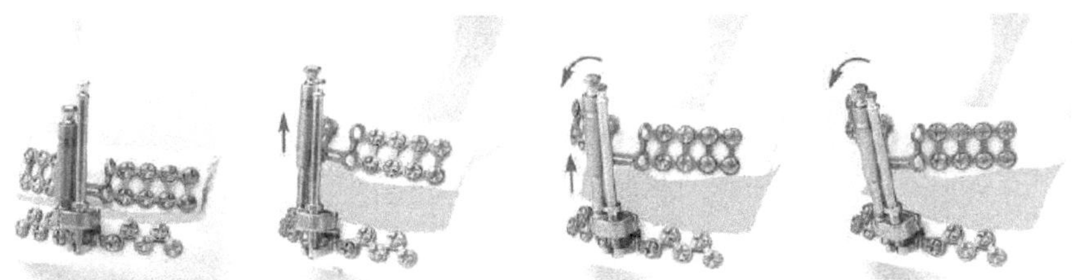

Figure 25 : en activant le cylindre d'inclinaison une angulation maximale de 40° peut être réalisée.

L'étude de ZECHNER porte sur 8 patients pour 9 segments édentés incluant des édentements unitaires.

Le protocole opératoire et les séquences de traitement sont conformes à une technique de distraction conventionnelle.

L'ostéotomie est réalisée à au moins 1 mm de la surface de l'implant.

Une phase de latence est observée puis les praticiens exercent une distraction verticale de 1mm couplée à une distraction transversale de 0,5 mm par jour jusqu'à l'obtention de la position idéale pour le segment osseux. Ces phases d'activation ont une durée moyenne de 6 jours.

Dans chaque cas, la durée de la période de consolidation est de 12 semaines, sachant que le distracteur est retiré à 4 semaines.

ZECHNER obtient des gains verticaux allant de 3 à 11 mm, accompagnés de gains horizontaux de 5 mm au maximum. Chaque cas est traité avec succès, les implants retrouvant une situation prothétique favorable.

Avantages : un ancrage osseux n'est pas nécessaire pour ce type de distracteur donc il n'y aura pas de seconde intervention chirurgicale.
Ce dispositif s'adapte à toute marque d'implants. De plus, il peut servir à la phase de stabilisation du cal osseux, le praticien ne le retirant qu'à l'issue de cette période.

Inconvénients : le distracteur ne s'applique qu'aux édentements encastrés car il nécessite un appui bilatéral.

Cette technique s'adresse donc à l'augmentation de crêtes édentées atrophiées avant chirurgie implantaire et à la correction des positions implantaires défavorables.

11-2-Evaluation de la maturation osseuse (méthode ultrasonique) :

En 1991, RENGO soulignait que peut être dans le futur, à mesure que notre connaissance de cette méthode augmenterait, nous serons en mesure, de façon fiable de mesurer l'activité biologique à partir des données échogra -phiques, sans pâtir des effets de l'irradiation. Plus de 10 ans après, nous sommes en mesure d'apprécier, par l'échographie, la maturation du cal osseux en étudiant son apparence au stade précoce et en appréciant la corticalisation du régénérat au stade tardif. Un examen radiographique ou échographique est obligatoire avant de prendre la décision de déposer un distracteur. L'avènement de la radiographie digitale a permis de réduire la dose d'irradiation, de ce fait ce moyen reste l'outil le plus pratique actuellement dans ce type d'exploration.**[43]**

THURMULLER et coll. Proposent dans leur étude parue en 2002 une technique non-invasive et standardisée d'évaluation de la cicatrisation de l'espace de distraction. **[51]**

Jusqu'à présent, le protocole de surveillance lors de la phase de stabilisation comprenait un examen clinique sommaire (palpation du segment distracté pour évaluer sa mobilité) et un examen radiographique global avec des coupes scanner. Cette méthode s'avère onéreuse et soumet le patient à plusieurs expositions aux radiations ionisantes.

L'utilisation de l'examen ultrasonographique provient de la chirurgie orthopédique, où elle est employée dans un but d'évaluation qualitative (écho-doppler)[**43**] et quantitative (ultrasonométrie, mesure de la pénétration de la longueur d'onde) de la cicatrisation. L'objectif recherché est une mesure précise de l'espace de corticotomie, une détection précoce de l'ostéogénèse, ne évaluation précise de la maturation osseuse ainsi qu'une détection des défauts osseux et des collections liquidiennes dans les tissus mous environnants. THURMULLER et coll. Ont décidé de transposer ce protocole à la distraction du massif facial.

Les auteurs placent des dispositifs de distraction dans la branche horizontale de 24 mandibules de cochon-nains.

Aucune phase de latence n'est observée. Des taux différents de distraction sont appliqués : 1mm, 2mm ou 4mm par jour jusqu'à l'obtention d'une distraction horizontale de 12 mm de longueur.

Puis ils évaluent in vivo la cicatrisation osseuse du cal à 0, 8,16 ou 24 jours de consolidation. Il y a simultanément une évaluation radiographique de l'ostéogénèse et une évaluation ultrasonique avec mesure de la pénétration de l'onde à travers le cal osseux.

Les résultats des mesures prises au cours de la phase de consolidation montrent qu'il existe une corrélation statistique très forte dans le temps entre :

- le score ultrasonique (valeurs croissantes)
- la longueur de pénétration de l'onde (valeurs décroissantes)
- la densité osseuse évaluée par examen radiographique (valeurs croissantes)

L'exploration ultrasonique semble donc être une solution fiable pour l'évaluation de la cicatrisation osseuse, d'autant plus qu'elle rallie certaines limites de l'examen radiographique : artéfacts liés à la présence d'éléments métalliques, problème de superposition des éléments métalliques, problème de superposition des éléments anatomiques sur les coupes.......

11-3- Stéreolithographie :

L'avènement d'un nombre croissant de procédés de CAO (conception assistée par ordinateur) disponibles pour la technique dentaire nécessite la mise au point d'équipements et d'installations de FAO (fabrication assistée par ordinateur) appropriés pour la fabrication proprement dite de pièces prothétiques réalisées à partir des différents matériaux utilisés en prothèse dentaire. Outre des techniques déjà connues, comme le fraisage et l'usinage commandés par des installations de FAO, d'autres techniques utilisées dans le domaine de l'industrie sont désormais évaluées et, le cas échéant, adaptées en fonction des besoins spécifiques de la technique dentaire. La technologie connue sous le terme de «stéréolithographie» (SL), qui est une technique couramment utilisée dans le domaine du «prototypage rapide» (Rapid Prototyping, RP), est l'une des techniques faisant actuellement l'objet de recherches actives. Le système Perfactory® (DeltaMed GmbH, Friedberg Allemagne) occupe une place particulière parmi les équipements disponibles. Ce système permet de fabriquer des éléments servant soit à titre de structures pour la coulée de précision, soit directement utilisables en tant que produits finis, Ce système est particulière -ment utile pour la réalisation de travaux de prothèse complexes et étendues, puisque la technique de CAO associée à un procédé de FAO permet de remplacer l'étape des modelages habituels en cire et permet ainsi de réduire considérablement le temps de travail à investir.

D'autres applications du système Perfactory sont en préparation.

L'introduction, au laboratoire dentaire, de postes de travail équipés pour les techniques de CAO (conception assistée par ordinateur, en anglais:

CAD = Computer Aided Design), a ouvert la voie à la possibilité de commander et d'exploiter dans une chaîne de processus des composants de FAO (fabrication assistée par ordinateur, en anglais: CAM = Computer Aided Manufacturing) Dans le domaine de la technique dentaire, de telles installations sont dans la plupart des cas proposées sous forme de systèmes intégrés de CFAO, dans lesquels toutes les composantes, comme le scanner, les unités CAO et FAO, de même que les matériaux respectifs, sont adaptées les unes aux autres. Sur le fond, les procédés de CAO pour les applications odontotechniques peuvent être classés en trois catégories. (WITKOWSKI 2002a).

Stéréolithogaphie et distraction :

La stéréolithographie dans cette indication consiste en la confection d'un moulage tridimensionnel en matière plastique par photopolymérisation assistée par ordinateur. **[fig.26a,b]**, à partir de coupes et reconstructions scanno -graphiques de la zone anatomique, autorisant une reproduction exacte de la région cranio-faciale.

Cette modélisation stéréolithographique est utilisée de façon courante pour le planning préopératoire en chirurgie pré-implantaire. L'exploitation des coupes scannographiques, leur reconstruction tridimensionnelle et le transfert des images sur un logiciel adapté (ENDOPLAN) permettent d'obtenir une bonne définition des modèles d'étude, qui sont à la même échelle que l'élément osseux exploré.

L'essor de cette technique provient de la chirurgie maxillo-faciale. Dans leur étude de 1996, CHIN et TOTH emploient les modèles tridimensionnels comme patron, afin de fabriquer un distracteur personnalisé. **[15]**

L'intérêt majeur de ce procédé est de permettre au chirurgien la simulation à taille réelle de la phase opératoire, et donc d'aborder les paramètres suivants :

- la localisation précise des éléments anatomiques avoisinants ; trajet du canal dentaire inférieur, position du foramen mentonnier, des fosses

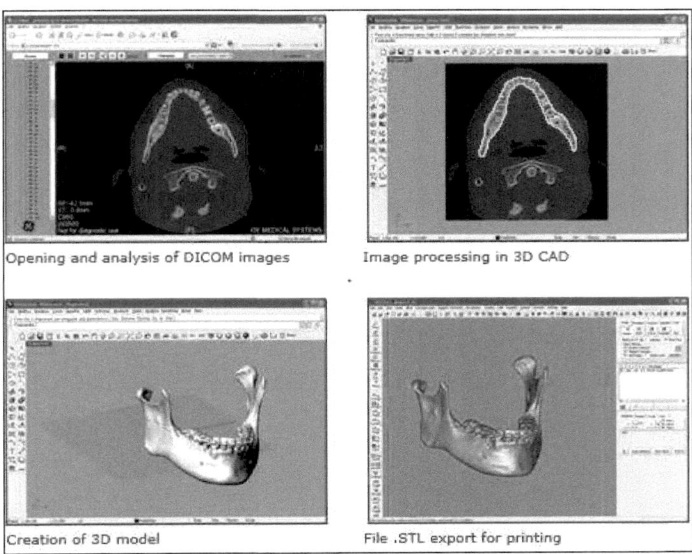

Figure 26 a : reconstruction tridimensionnelle sur ordinateur d'une mandibule à partir de coupes scannographiques .

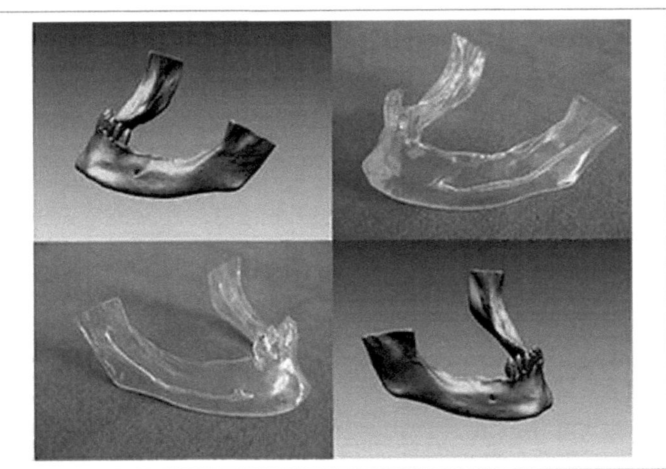

Figure 26 b : confection ou « impression » d'un moulage tridimensionnel en plastique par Photopolymérisation assistée par ordinateur.

Nasales, des sinus maxillaires, des racines dentaires adjacentes, de germes dentaires éventuels

- le choix de localisation des traits d'ostéotomie.
- La direction du vecteur de distraction, le risque étant d'obtenir une lingualisation du segment distracté suite à une mauvaise planification préopératoire.
- La position adéquate du dispositif de distraction sur la surface osseuse dans le cas d'un appareil extra-osseux ; ce dernier peut être galbé au préalable jusqu'à épouser parfaitement les contours osseux.

La modélisation stéréolithographique présente également l'avantage de montrer au patient de manière concrète le déroulement du protocole chirurgical et une simulation du résultat escompté, l'objectif étant d'obtenir de sa part une meilleure compréhension et une pleine coopération.

11-4-Kinésithérapie :

Le bon déroulement du protocole de distraction alvéolaire est tributaire d'une coopération pluridisciplinaire faisant intervenir notamment le kinésithérapeute En complément du travail de l'orthodontiste ; sa participation est d'autant plus essentielle pour les traitements d'enfant ou adolescent.

L'apport de la kinésithérapie peut être exigé en amont ou en aval de la phase chirurgicale de distraction.

En aval, elle sert principalement à améliorer les suites postopératoires :

-amélioration de la cicatrisation et diminution de l'œdème par drainage lymphatique

-correction d'une éventuelle limitation d'ouverture buccale post-chirurgicale.

C'est avant tout en amont que la kinésithérapie trouve son sens dans la correction des parafonctions orofaciales, essentiellement toutes les dyspraxies linguales au cours du temps buccal de déglutition salivaire. **[8]**

On sait que les anomalies répétées de la dynamique musculaire de la déglutition sont considérées comme l'un des facteurs pouvant perturber le développement des procès alvéolaires et de bases osseuses des maxillaires.
Les dyspraxies de la déglutition n'apparaissent pas de façon isolée, mais s'intègrent dans un cadre dysfonctionnel orofacial, ou interviennent les postures de repos et le tonus de la langue, des lèvres, des muscles masticateurs, des anomalies de la phonation et de la respiration.
La dysfonction peut en effet atteindre tous les effecteurs musculaires.
Or, le temps buccal est le seul temps de la déglutition accessible aux techniques de rééducation du kinésithérapeute.
Ces dernières permettent, après un bilan morphogénétique et fonctionnel initial, l'acquisition des caractéristiques voulues, et le perfectionnement dans l'accomplissement de la fonction avec l'immense intérêt de la pérennité du résultat après traitement orthodontique et/ou chirurgical. Elles seront axées sur la correction de la posture linguale et la rééducation de la déglutition (de la salive ou des liquides).

11-5-L'utilisation de l'oxygénation hyperbarique :

Plusieurs études récentes ont été réalisées pour évaluer les effets de la thérapie à l'oxygène hyperbarique (HBO) sur l'os nouvellement formé après distraction sur des lapins. Une étude réalisée dans le département de chirurgie maxillo-faciale à l'hôpital militaire de Gulhane, à Ankara, Turquie, a utilisé 2 groupes, chacun comprend 6 lapins de nouvelle Zélande. Une distraction périostée a été réalisée à la surface latérale de la mandibule chez tous les lapins.**[50]**
Dans un des groupes (HBO), 25 sessions de traitements à L'HBO ont été réalisées par jour. L'autre groupe n'a pas été exposé à l'oxygène hyperbarique Et a servi comme groupe témoin. Dans le groupe HBO, le traitement a commencé 2 jours après la fixation du distracteur ; dans les deux groupes la distraction alvéolaire a débuté au septième jour postopératoire. Le périoste a été

distracté de 5 mm au bout de 6 jours. Dans chaque groupe,3 lapins ont été sacrifiés à la fin de la période de consolidation (après 30 jours) ; les autres lapins ont été sacrifiés après 60 jours. Des examens radiographiques et cliniques ont été réalisés sur tous les spécimens, et l'os nouvellement formé a été comparé histologiquement entre les deux groupes. Les résultats ont montré que dans les groupes, il y a eu formation d'une quantité importante d'os ; dans le groupe HBO, la formation du nouvel os était plus importante et de meilleure qualité que du groupe témoin.

Ainsi l'utilisation de l'oxygène hyperbarique accélère la formation de l'os au niveau du site de distraction ; cette technique pourrait devenir ainsi une étape incontournable de la distraction.

11-6-Stimulation de l'ostéogénèse par les ultrasons à faible intensité :

Plusieurs investigations ont reporté l'effet stimulant des ultrasons à faible intensité sur l'ostéogénèse durant la distraction.**[23,]**

Une étude réalisée à la faculté de médecine de Tanta, Egypte, a eu pour objectif d'étudier la différence sur l'effet stimulant, entre des ultrasons pulsés (Pus), et continus (CUS) chez les lapins ; 24 lapins de nouvelle Zélande mâles ont été séparés en 3 groupes chacun comprenant 8 lapins, après une ostéotomie mandibulaire bilatérale, un distracteur a été fixé. 72 heures après la chirurgie, les vis de distraction ont été activées (1,5 mm toutes les 12 heures pendant 5 jours). L e premier groupe a été traité avec des ultrasons pulsés (200 pulsations de 1,5 MHz pendant 20 minutes tous les jours). Le second groupe a été traité avec un CUS (même fréquence et puissance pendant 20 minutes tous les jours) ; Le groupe témoin n'a pas été traité aux ultrasons. des analyses expérimentales, histopathologiques et histomorphométriques ont été réalisés à la 1ère, 2ème, 3ème, et 4ème semaine après la distraction ; chez tous les lapins , les deux types d'ultrasons ont produit une meilleure formation osseuse que dans le groupe sans ultrasons ; dans les deux premières semaines après distraction, il n'y a pas eu de différences significatives entre les CUS et PUS ; cependant au bout de la 3 et 4ème semaines après distraction ,les PUS ont produit un os meilleur (nombre et volume des trabéculations) que les CUS .

11-7-Distraction et ingénierie tissulaire :

11-7-1-Utilisation des protéines osseuses type rhBMP-2 :

Les BMPs sont des substances naturellement dérivées du tissu osseux. Elles sont uniques dans le fait qu'elles agissent comme des facteurs favorisant la différenciation des cellules primitives, cellules souches non engagées dans le processus de différenciation de telle sorte qu'elles deviennent des cellules spécifiques comme des chondroblastes et des ostéoblastes qui participent à la formation osseuse .[**14**]

Les BMPs recombinantes comme la rhBMP-2 sont fabriquées grâce au génie génétique. Ce processus entraîne le clonage d'un gène qui code pour la protéine désirée.

Selon HOLLINGER, il semble que l'addition de protéines morphogénétiques (rhBMP-2) accélère le processus de consolidation et de remodelage osseux au niveau du site d'ostéotomie.

SIGURDSSON et al. (1999), ont évalué l'effet de la rhBMP-2 utilisée pendant la distraction, sur l'ostéo-intégration des implants. Les sites où on a utilisé la rhBMP-2 présentaient une ostéo-intégration meilleure que les sites témoins.

11-7-2-Utilisation des membranes polytetrafluoroéthylène :

En 2007 ,Une équipe du département de chirurgie maxillo-faciale à l'université de Marmara, Turquie, a utilisé une membrane RTG pour une distraction alvéolaire verticale à la mandibule ; le protocole de l'ostéotomie pour la distraction a été scrupuleusement respecté ; avant la fixation de la membrane , la longueur totale de la distraction prévue a été mesurée en peropératoire , les dimensions de la membrane ont été ajustées ; ensuite la membrane a été fixée par l'intermédiaire des plaques de fixation du distracteur(medartis ,AG, Basel,

suisse) ; les membranes en polytetrafluoroéthylène ont été préférées car elles sont flexibles et tolèrent très bien les mouvements de distraction .**[22]**
En fait l'intérêt majeur de l'utilisation des membranes, est de constituer une barrière contre la migration du tissu conjonctif (très fréquente durant la période d'activation dans la distraction sans membranes). L'inconvénient de cette technique reste l'exposition de la membrane ce qui risque d'entraîner une infection. Cependant, cette technique reste une technique prometteuse, et cette expérience pilote constitue un premier pas vers d'autres investigations.**[10]**

11-8-Utilisation des lasers de faible puissance :

Pour l'instant, cette technique n'est étudiée que pour la distraction mandibulaire ; et c'est à l'université du Nebraska où des chercheurs ont entrepris en 2007 cette étude qui avait pour but de déterminer si l'utilisation d'un laser de faible puissance durant la distraction osseuse puisse accélérer la régénération osseuse et diminuer la durée de la phase de la consolidation. **[48]**

Pour cette étude, 9 lapins de Nouvelle-Zélande adultes ont subi une corticotomie bilatérale avec la fixation d'un distracteur unidirectionnel (KLS-Martin) ; après une période de latence d'un jour la distraction a été maintenue bilatéralement, d'1mm par jour, pendant 10 jours ; immédiatement après chaque activation du vis, l'hémi mandibule expérimentale a été traitée avec un laser de 6 joules au niveau de la zone de distraction. Des radiographies ont été réalisées en pré, et postopératoire, et l'os a été analysé en utilisant l'indice de cicatrisation osseuse (BHS**)**.

Les résultats radiologiques ont montré que le BHS était élevé pour le groupe traité au laser ; les résultats histologiques ont montré que l'ossification et la trabéculation de l'os nouvellement formé étaient meilleurs pour le groupe traité au laser.

On pourrait imaginer que cette technique puisse être utilisée dans le futur proche pour la distraction alvéolaire afin de diminuer la période de consolidation, et ainsi éviter l'échec de la distraction associée à la mise en place prolongée du distracteur .

Conclusion :

La distraction alvéolaire parait être une technique séduisante en chirurgie pré-implantaire malgré le cout relativement élevé du matériel. Elle a plusieurs avantages :

-permettre l'expansion simultanée de l'os et des tissus mous ;

-diminution des délais de mise en charge des implants ;

-absence de suites opératoires et complications liées au site donneur de greffe osseuse ;

-réalisable en ambulatoire sous anesthésie locale.

BIANCHI **[5]** a préfiguré l'avenir de la distraction alvéolaire avec des appareils de plus en plus petits et résorbables, économisant ainsi le second temps opératoire d'ablation du distracteur.

Bibliographie :

1)ABBOTT L.C.

The operative lengthening of the tibia and fibula.

J. bone joint surg. 1927 ;9 ;128.

2)ANNINO D.J.,GOGUEN L.A.,KARMODY C.S.

Distraction osteogenesis for reconstruction of mandibular symphyseal defects.

Arch otolaryngol. head Neck Surg. ;1994 ;120(9) :911-916.

3)ARONSON J.

Temporal and spatial increases in blood flow during distraction osteogenesis.

Clin. Orthop. 1994 ;301 :124-131.

4)ARONSON J.,GOOD B., STEWART C. et coll.

Preliminary studies of mineralization during distraction osteogenesis.

Clin. Orthop. 1990 ;250 :43-49.

5)BENCHEMAM Y.

La distraction alvéolaire.

E.M.C. 22.321.B.10(2004).

6)BLOCK M.S.,DAIRE J.,STOVER J. et coll.

Changes in the inferior alveolar nerve following mandibular lengthning in the dog using distraction osteogenesis.

J. Oral Maxillofac. Surg. 1993 ;51 :652.

7)BOSWORTH D.M.

Skeletal distraction of the tibia.

Surg. Gynecol. Obstet. 1938 ;66 :912.

8)BRETON I.,NICOLAS P., TORRES J.H.

Temps buccal de la déglutition salivaire.physiologie et principes de réeducation.

Encycl. Méd. Chir.,Stomatologie /odontologie 2000,22-008-A-20.

9)BUSER D.,DULA K., BELSER U.,HIRT H.P.

Localized ridge augmentation using guided bone regeneration .

Int. J. Periodont. Rest. Dent. 1995 ;15 :11-29.

10)BUSER D., DULA K.,HIRT H.P.

Lateral ridge augmentation using autograft and barrier membranes ; a clinical study with 40 partially edentulous patients.

J. Oral Maxillofac. Surg. 1996 ;54 :420-432.

11)CARLS F.P, SAEED N. ;MAC NALLY E.

Spontaneous fracture of a mandible during alveolar distraction.

Communication 3rd International congress of craniofacial and maxillofacial distraction ;

Méridien Montparnasse, Paris,june 14-16th,2001.

12) CHIN M.

Distraction osteogenesis for dental implants.

Atlas oral Maxillofac. Clin.North Am. 1999 ;7 :41.

13) CHIN M.

Reconstruction alvéolaire par distraction osseuse orthopédique.

J.Parodont. Implant. Orale 1999 ;18(2) :199-210.

14)CHIN M.,BOYNE J .P.,EFTIMIE L.F.

Study of distraction osteogenesis in the extension of edentulous Alveolar bone with bone morphogentic protein enhancement. Communication 3rd international congress of craniofacial and maxillofacial distraction ;

Méridien Montparnasse, Paris,june 14-16th,2001.

15) CHIN M., TOTH B.A.

Distraction osteogenesis in maxillofacial surgery using internal devices :review of 5 cases.

J. oral maxillofac. Surg. 1996 Jan ;54(1) :45-53.

16)CHIAPASCO M., ROMEO E. ,VOGEL G .

Vertical distraction osteogenesis of edentulous ridges for improvement of oral implant positioning :a clinical report ;

Int. J. Oral maxillofac. Implants 2001 Jan-Feb ;16(1) :43-51.

17)CODOVILLA A.

On the means of lengthening in the lower limb the muscle and tissues which are shortened through deformity.

Am. J. Orthop. Surg. 1905 ;27-33.

18)COHEN S.R., RUTRICK R.E., BURSTEIN F.D.

Distraction osteogenesis of the human cranio-facial skeleton :initial experience with a new distraction system.

J. craniofacial surg. 1995 ;6(5) :368- 374.

19)COPE J.B., SAMCHUKOV M.L. , MUIRHEAD D.E.

Distraction osteogenesis and histogenesis in beagle dogs : the effect of gradual mandibular osteodistraction on bone and gingiva.

J periodontol 2002 mar ; 73(3) :271-282.

20)DAVARPANAH M., MARTINEZ H.

Manuel d'implantologie clinique.

Editions CDP 1999.

21) DE BASTIANI G., ALDEGHERI R., RENZI-BRIVIO L.

Limb lengthening by callus distraction.

j.Pediatr. Orthop. 1987 ; 7 :129-134.

22) DERGIN G., GURLER G., GUVERCIN M., GÜRSOY B.

Vertical alveolar bone distraction with polytetrafluoroethylene membrane for implant application: a technical note.

J Oral Maxillofac Surg. 2007 May;65(5):1050-4.

23)EL BIALY T.H., ROYSTON T.J.

The effect of pulsed ultrasound on mandibular distraction.

Ann. Biomed Eng. 2002 nov-dec. (10) .

24) FABIE L.

Intérêt de la distraction ostéogénique en chirurgie pré-prothétique et pré-implantaire.

Th. D. : médecine spécialisée clinique : Toulouse : 2001 :1549.

25) GAGGL A., SCHULTES G., KARCHER H.

Vertical alveolar ridge distraction with prosthetic treatable distractors : a clinical investigation.

Int. J. Oral Maxillofac. Implants 2000 ; 15 :701-710.

26) GAGGL A., SCHULTES G., KARCHER H.

distraction implants in alveolar ridge augmentation :a 2 year follow-up.

J. Craniomaxillofac. Surg. 2000 ;28 :101.

27) GAGGL A., SCHULTES G.,RAINER H. , KARCHER H.

The transgingival approach for placement of distraction implants.

J. Oral Maxillofac. Surg. 2002 Jul. ; 60(7) :793-796.

28) GAGGL A., SCHULTES G., REGAUER S. ,KARCHER H.

Healing process after alveolar ridge distraction in sheep.

Oral surg. Oral Med. Oral Patho. Oral radio. Endod. ; 2000 oct. ; 90 :420-429.

29) GARCIA A.G., MARTIN M.S. , VILA P.G., MACEIRAS J.L.

Minor complications arising in alveolar distraction osteogenesis.

J. oral Maxillofac. Surg. 2002 May ; 60(5). :496-501.

30) GARCIA A.G., MS MARTIN, PG. VILA, JL. MACEIRAS

Alveolar ridge osteogenesis using 2 intraosseous distractors: Uniform and nonuniform distraction .

Journal of Oral and Maxillofacial Surgery, Volume 60, Issue 12, Pages 1510-1512,December 2002.

31)HAVLICK RJ., BARTLETT SP.

Mandibular distraction lengthening in the severely hypoplasic mandible : a problematic case with tongue aplasia.

J craniofac. Surg. 1994 nov ; 5(5) :305-10.

32)HIDDING J. ,LAZAR F. , ZOLLER J.E.

Vertical distraction of the alveolar process : a new technique for reconstructing the alveolar ridge.

Craniofacial distraction osteogenesis, Mosby 2001 :393-400.

33)HU J. , TANG Z ., WANG D., BUCKLEY M.J.

Changes in the inferior alveolar nerve after mandibular lengthening with different rates of distraction.

J. Oral Maxillofac. Surg . 2001, sep. 59(9) :1041-1045.

34) ILIZAROV G.A.

The tension stress effect on the genesis and growth of tissues .

Part1.the influence of stability of fixation and soft tissue preservation.

Clin Orthop. 1989 ;238 :249-281.

35) ILIZAROV G.A.

The tension stress effect on the genesis and growth of tissues .

Part 2 : the influence of the rate and frequency of distraction.

Clin. Orthop. 1989 ; 239 :263-285.

36)JENSEN O.T. ,COCKRELL R., KUHIKE L ., REED C.

Anterior maxillary alveolar distraction osteogenesis ; a prospective 5-year clinical study.

Int. J. oral Maxillofac. Implants 2002 jan-fev ; 17(1) :52-68.

37)JENSEN O.T., GREER R.O. KESSEBAUM D.

Vertical bone graft augmentation in a new canine mandibular model.

Int. J oral Maxillofac. Implants 1995 ;10 ;23-31.

38)JONES R ., LOVETT RW.

The orthopaedic surgery,

Ed. 1,London , oxford university,1920.

39) KENWRIGHT J., WHITE SH.

The importance of delay in distraction of osteotomies.

Orthop Clin North Am. 1991 Oct;22(4):569-79. Review.

40)KHOURY F.

Augmentation osseuse et chirurgie implantaire.

Implant 1999 ; 5(4) :221-237.

41)KOJIMOTO H. , YASUI N.

Bone lengthening in rabbits by callus distraction : the role of the periosteum and endosteum.

J Bone Joint Surg 1998 ; 70B : 543.

42)LONGAKER M.T , WARREN S.M , BOULETREAU P.J

Understanding the molecular mechanisms governing distraction osteogenesis.

Communication 3rd international congress of craniofacial and maxillo-facial distraction.

Méridien, Montparnasse, Paris, june 14-16 th, 2001.

43)LUCAS R. , CARILLON Y. , BRETON P. , et COLL.

Intérêt de la surveillance échographique dans les allongements mandibulaires selon le principe d'ilizarov.

Rev. Stomatol. Chir. Maxillofac. 1996 ;5 :313-320.

44)MCALLISTER B.

Vertical ridge augmentation utilizing the ACE osteogenic distractor

Int J oral Maxillofac implants 1999 : 11 :17.

45) MCALLISTER B.

Alveolar distraction using the ACE osteogenic distractor

Int J Oral Max. Implants 2001 :111-116.

46) MCALLISTER B.

Vertical alveolar ridge Augmentation utilizing the ACE osteogenic .

MOSBY,2000, 414-422.

47)MACCARTHY J.

Ann plast. Surg. 1922,29 (2).

48) MILORO M, MILLER JJ, STONER JA.

Low-level laser effect on mandibular distraction osteogenesis.

J Oral Maxillofac Surg. 2007 Feb;65(2):168-76.

49) MOLINA F, ORTIZ MONASTERIO F.

Mandibular elongation and remodeling by distraction: a farewell to major osteotomies.

Plast Reconstr Surg. 1995 Sep;96(4):825-40; discussion 841-2.

50) MUTLU I, AYDINTUG YS, KAYA A, BAYAR GR.

The evaluation of the effects of hyperbaric oxygen therapy on new bone formation obtained by distraction osteogenesis in terms of consolidation periods.

Clin Oral Investig. 2012 Oct;16(5):1363-70.

51) THURMÜLLER P, TROULIS M, O'NEILL MJ, KABAN LB.
Use of ultrasound to assess healing of a mandibular distraction wound.
J Oral Maxillofac Surg. 2002 Sep;60(9):1038-44.

52)UCKAN S. ,HAYDAR S. G.
Repositioning of malpositioned segment during alveolar distraction ;
j. oral maxillofac. Surg. 2002 ;60.

53) UEDA M.
Biological basis of distraction osteogenesis.
Communication 2nd international congress of craniofacial and maxillofacial bone distraction ; Paris , june 17-19th,1999.

54) URBANI G.
Alveolar distraction before implantation .
Int. J. Periodontics restorative dent. 2001 dec. 21 ; (6).

55) WANG H.L. , AL SHAMMARI K.
Les défauts crêstaux.
Parodont. Dent. Rest. 2002 ; 22.

56) WATZEK G. , ZECHNER W.
A distraction abutment system for 3- dimensional distraction osteogenesis.
Int. J. Maxillofacial implants, 2000.

57) WECHNER W.
Multidimensional osteodistraction.
Clin. Oral implants res. 2001 oct.

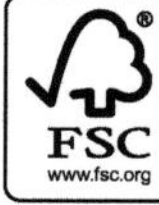

MIX
Papier aus verantwortungsvollen Quellen
Paper from responsible sources
FSC® C105338

Printed by Books on Demand GmbH, Norderstedt / Germany